D'UN INSTRUMENT

ET D'UN

PROCÉDÉ NOUVEAUX

POUR

L'EXTRACTION DES DENTS ;

Par le docteur BOUSSON,

Successeur de M. Baudequin, dentiste, rue Saint-Honoré, 293.

Citò, tutò, jucundè.
Promptement, sûrement, sans cruauté.
(Asclépiade.)

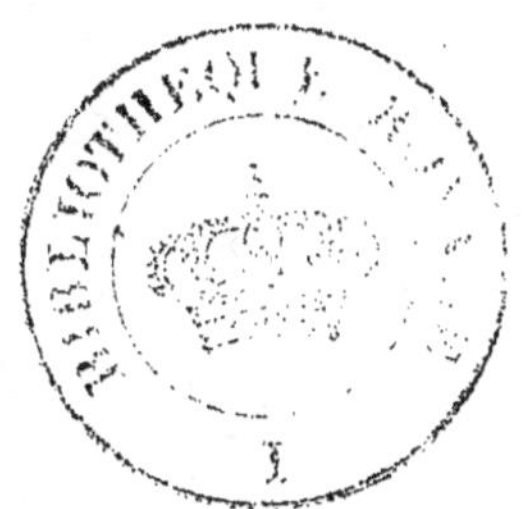

PARIS,
IMPRIMERIE DE COSSON,
rue du Four-Saint-Germain, 47.
—
1845.

INTRODUCTION CRITIQUE

SUR

L'ARRÁCHEMENT DES DENTS

PAR LA

MÉTHODE ORDINAIRE.

———

Chose bien digne d'attention : les opérations les plus habituelles de la chirurgie, presque toutes abandonnées à l'empirisme et à l'ignorance, sont pratiquées d'une manière rude et barbare ! Il semble qu'elles soient restées à l'état d'enfance, et qu'exploitées sans méthode, elles n'aient besoin, comme l'art des jongleurs, que de cette dextérité manuelle que donnent à tous l'adresse et la routine.

Aujourd'hui, on arrache les dents comme il y a un siècle, moins bien peut-être ; et tandis qu'il n'est pas un seul point de la médecine opératoire qui n'ait été ou modifié ou souvent renouvelé de fond en comble, on reste dans l'ornière à l'égard d'une opération qui n'est déshéritée de la sollicitude et des progrès de la chirurgie que parce que les chirurgiens ont dédaigné une partie de leur art dans laquelle ils auraient eu pour confrères des garçons d'amphithéâtre et des histrions. Que n'ont-ils alors abandonné aux rebouteurs les luxations et les entorses ? Un médecin devrait-il donc renoncer à traiter le ténia parce que les bateleurs et les empiriques de la foire se sont emparés de ce point de thérapeutique ? Tous les organes ne sont-ils pas égaux devant la science et par conséquent devant le médecin ?

Depuis le commencement de ce siècle, toute la sollicitude, tous les efforts des dentistes se sont concentrés sur la partie de leur art relative aux restaurations ; aussi la prothèse dentaire a-t-elle fait des progrès inouïs auxquels pour ma part j'ai essayé de contribuer. (Voir mon mémoire *sur la manière de souder les dents à pivot dans la racine.*)

Mais la réparation des instruments de la mastication (cette première digestion) suppose l'absence de ces instruments précieux ; et c'est toujours à la suite d'une chute naturelle ou d'une extraction qu'on invoque les ressources réparatrices de l'art.

Avant d'en venir là, que de souffrances, que d'empêchements cruels, que d'insomnies, et trop souvent aussi que de désordres morbides ! Enfin, transporté par la douleur, on prie le dentiste d'enlever une partie plus qu'inutile désormais. Quelquefois on se livre sans effroi, parce qu'en fait de douleur on croit avoir atteint aux limites du possible. Mais on a compté sans *la clé de Garengeot :* tel est en effet le nom de l'instrument barbare avec lequel on enlève, que dis-je, on ARRACHE les dents. Le mot est exact, et à lui seul il est une critique aussi dure que méritée.

Si encore on n'arrachait que les dents ! mais des fragments de l'os de la mâchoire, des débris de la gencive sont emportés en même temps par cet outil formidable ; trop heureux lorsque, fort d'un poignet et d'un bras herculéens, l'opérateur ou plutôt le bourreau ne traîne pas dans son cabinet le patient vociférant et éperdu.

Voilà donc une des opérations les plus vulgaires et les plus salutaires de la chirurgie, changée en un supplice et quelquefois en un grave dommage pour le malade, parce qu'elle est de la part du chirurgien une œuvre grossière, violente et sans art.

Il était donc indispensable de chercher les moyens de rendre cette opération plus simple et plus rationnelle du point de vue chirurgical ; plus tolérable et plus sûre pour le malade ; plus facile, et j'oserai dire plus honorable pour le dentiste.

Je crois avoir atteint ce triple résultat, comme on le verra dans la note suivante, où j'exposerai d'abord quelques généralités très simples sur la prophylaxie dentaire, et où, restreignant aux cas les plus irréductibles la nécessité de l'opération, je démontrerai facilement les vices de l'arrachement ordinaire, ainsi que la nécessité de substituer, à l'instrument terrible qui déshonore aujourd'hui encore les arsenaux de la chirurgie, des instruments qui ont obtenu il y a douze ans l'approbation officielle de l'Académie des sciences, par l'organe des trois plus illustres chirurgiens de l'époque : les barons Boyer, Dupuytren et Larrey.

INDICATIONS

ET

CONTRE-INDICATIONS GÉNÉRALES

DE

L'EXTRACTION DES DENTS.

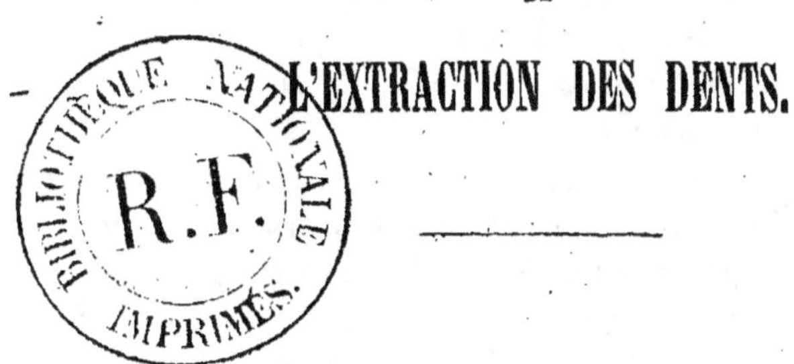

L'extraction des dents est sans contredit l'opération chirurgicale la plus fréquente, et cependant, j'ose à peine le dire, celle que l'on pratique généralement de la manière la plus irrationnelle et surtout la moins convenable pour l'opéré. Aussi, malgré les efforts des dentistes les plus distingués, qui tous en ont fait le sujet de leurs plus sérieuses méditations, reste-t-il beaucoup à faire et par conséquent beaucoup à dire sur cette branche importante de la chirurgie dentaire.

Et d'abord quelles sont les circonstances dans lesquelles on doit se décider à l'extraction d'une dent ?

En règle générale, on ne doit extraire que les dents qu'on ne peut conserver ; car l'extraction d'une dent n'est rien moins qu'indifférente. Aussi ne devrait-on la pratiquer que beaucoup plus rarement et surtout après avoir employé tous les moyens propres à en prolonger la durée et même à en assurer la conservation. L'étude de ces moyens assez nombreux, et variés suivant les circonstances, pouvant donner matière à un mémoire important, nous en parlerons plus tard. Disons seulement qu'avec eux on parvient à sauver beaucoup de dents qui font encore un long et excellent service. Disons aussi que c'est à l'aide de ces moyens appliqués avec discernement que le chirurgien-dentiste marche, dans sa spécialité, sur les traces de nos grands maîtres en chirurgie, qui ne se décident à sacrifier un organe qu'après avoir constaté l'inefficacité de tout ce que la science a pu leur suggérer pour le sauver, ou que lorsque la maladie de cet organe compromet sérieusement l'existence du malade.

En agissant d'après ces principes, les seuls que la science puisse avouer, combien n'éviterait-on pas de ces mutilations commises chaque jour par une foule d'ignorants, qui ne sont que de mauvais arracheurs de dents, et qui osent cependant prendre le titre de dentiste, sans l'avoir acquis par de sérieuses études ! Combien même de dentistes, auxquels il suffit de réclamer aujourd'hui l'extraction d'une dent pour qu'ils la pratiquent s'ils y ont reconnu la moindre altération, et qui, mieux inspirés désormais, agiraient d'une manière plus médicale et plus en rapport avec les éternels principes de l'art de guérir !

Quoique l'on puisse sauver beaucoup de dents à l'aide de soins bien dirigés, il n'en est pas moins vrai que souvent encore on est obligé de recourir à l'extraction.

On la pratique : 1º lorsqu'on ne peut parvenir à calmer l'odontalgie, c'est-à-dire les douleurs souvent intolérables de la dent affectée ;

2° Lorsque le malade ne veut, ou ne peut, pour des raisons plus ou moins bonnes, se soumettre à un traitement curatif ;

3° Lors enfin que l'on suppose que les dents cariées peuvent influer d'une manière désavantageuse sur quelque affection grave du cerveau, comme l'épilepsie, dans le traitement de laquelle quelques médecins très distingués font pratiquer l'extraction des dents cariées.

INCONVÉNIENTS ET DANGERS

DU

PROCÉDÉ ORDINAIRE.

Maintenant, lorsqu'on se trouve réduit à la triste nécessité de pratiquer l'extraction d'une dent, quel est l'instrument que l'on doit employer ?

Dans l'arsenal des innombrables instruments inventés jusqu'à ce jour pour pratiquer cette opération, très peu remplissent les conditions convenables et par conséquent indispensables au but pour lequel ils ont été crées. Il est vrai qu'on se sert avantageusement de la langue de carpe pour l'extraction des troisièmes grosses molaires ou dents de sagesse ; qu'un praticien habile peut sans de grands inconvénients employer la pince et les daviers pour l'extraction des incisives, des canines et des petites molaires.

Mais pour les grosses molaires, dont l'extraction offre non-seulement le plus de difficulté mais est quelquefois suivie de graves accidents presque inouïs dans celle des autres dents, quel est le mode d'extirpation généralement employé ? quel est le moyen conseillé par les auteurs les plus modernes ?

De pareilles questions paraîtront sans doute téméraires dans un siècle où toutes les sciences et la chirurgie en particulier sont arrivées à un si haut degré de perfection ; et pourtant les réponses qu'elles vont recevoir prouveront combien la chirurgie dentaire est restée au-dessous du niveau des autres sciences.

Croirait-on, en effet, qu'en 1845 l'extraction ou plutôt l'arrachement des dents, et surtout des grosses molaires, se pratique précisément à l'aide d'un instrument que tout le monde
regarde, malgré ses perfectionnements, comme dangereux
et plein d'inconvénients ? instrument si défectueux, que les
praticiens les plus distingués, peu satisfaits des résultats qu'ils
en obtenaient, ont cherché à le modifier, et que quelques-
uns même ont presque entièrement renoncé à l'employer !

D'après ces aveux, avons-nous besoin de nommer encore
la clé de Garengeot, qu'on aurait dû proscrire au lieu de
chercher à la modifier? Cet instrument dit un auteur mo-
derne, est d'une construction fort ingénieuse; mais, se demande le même auteur, « est-il aussi favorable à l'opéré qu'il
» est commode pour l'opérateur ? » à quoi il réplique avec
une précieuse sincérité : « Le simple bon sens force de suite
» à répondre par la négative. »

Comprend-t-on qu'après s'être exprimé de la sorte, qu'a-
près s'être longuement étendu sur les nombreux inconvénients qui résultent de l'emploi de cet instrument, notre
auteur, sans avoir sans doute consulté son simple bon sens,
dise, page 432, que la clé semble être surtout appropriée à
l'extraction de la troisième grosse molaire, et plus loin,
page 434, qu'il en a restreint l'emploi à certains cas assez
rares d'extraction de molaires présumées avoir de FORTES
RACINES ! ! !

De tout ce que dit cet auteur, nous aurions tiré une con-
séquence précisément contraire. Quel est, en effet, le praticien qui dans les cas les plus graves, lorsque le patient court
le plus de dangers, osera se décider à employer un instrument
parce qu'il est plus commode pour l'opérateur, quoique évi-
demment moins favorable à l'operé ?

Tel est cependant encore l'usage généralement admis pour

l'extraction des dents. Tels sont les principes posés dans un ouvrage récent adopté pour les écoles de médecine et de pharmacie, etc. ! ! De pareilles idées érigées en principes, dans un ouvrage d'ailleurs recommandable, prouvent mieux que tous les raisonnements l'imperfection des meilleurs instruments employés jusqu'à ce jour pour l'arrachement des dents.

Ce n'est pas sans motif que j'emploie le mot ARRACHEMENT, qui seul convient dans cette circonstance. En effet, de cette manière on agit avec violence sur la gencive que l'on contond fortement et que l'on broie même quelquefois entre le panneton de la clé et l'os maxillaire. On brise et l'on écrase l'alvéole sous la dent que l'on renverse sur lui. Une opération ainsi pratiquée ne peut donc mériter le nom d'extraction qu'elle usurpe. Ce mot fait naître en effet l'idée d'un enlèvement de la dent sans lésion de l'alvéole et surtout des gencives avec un effort incomparablement moins considérable que celui qu'on emploie pour l'arrachement.

Depuis près de douze ans (le 25 novembre 1833), un rapport a cependant été fait à l'Institut, sur un instrument inventé par M. Baudequin, « avec lequel on peut extraire toutes » les dents sans de grands efforts dans une direction perpen- » diculaire, » c'est-à-dire sans les renverser, et par conséquent sans fracturer l'alvéole, et moins encore le maxillaire lui-même ; enfin sans broyer ni même contondre les gencives. Cet instrument, *très commode pour l'opérateur et très favorable à l'opéré*, produit nécessairement beaucoup moins de douleur que la clé et ne peut déterminer les mêmes accidents.

On est étonné du peu de force que l'on emploie pour l'extraction des dents avec cet instrument, comparativement à celle qu'on est obligé de dépenser avec la clé (car nous avons aussi fait usage de la clé). Et cependant il n'est pas nécessaire de faire de longues et profondes réflexions pour comprendre que le mode qui fait sortir la dent verticalement, qui l'extrait en un mot, demande un effort beauconp moins considérable que celui qui ne peut l'obtenir qu'en la renversant et écrasant l'alvéole, qu'en l'arrachant enfin. Dans l'extraction verticale, il suffit d'un mouvement très léger de soulèvement pour déchirer le périoste interalvéolaire et détacher la racine, tandis que, dans le renversement, l'alvéole et la gencive, qui sont écrasés petit à petit, offrent une résistance qui ne cesse qu'avec les efforts de l'opérateur.

Les dents à racines divergentes, les dents barrées surtout, c'est-à-dire celles dont les racines multiples convergent vers leur sommet et embrassent ainsi une portion plus ou moins considérable du maxillaire, exigent toutefois pour leur extraction un effort plus considérable. En effet, on ne peut pratiquer l'extraction d'une dent barrée sans fracturer ou la portion du maxillaire embrassée par les racines, ou l'extrémité de l'une ou plusieurs de ses racines. La puissance à employer doit alors, comme toujours, être proportionnelle à la résistance à vaincre. C'est surtout dans des cas pareils que l'emploi de la clé doit être rigoureusement proscrit et qu'on peut avoir recours à l'instrument de M. Baudequin qu'il nous reste à décrire.

DESCRIPTION D'UN INSTRUMENT NOUVEAU,

Suivie du rapport favorable fait à l'Académie des sciences

Par MM. les barons **LARREY**, **BOYER** et **DUPUYTREN**.

————————

Cet instrument consiste, 1° dans une branche à crochet montée sur un manche et formant levier; 2ᵇ dans un anneau ovalaire en acier servant de point d'appui à ce levier. Il y en a de différentes formes et grandeurs, pour les côtés droit et gauche, l'ouverture variable de la bouche et l'âge des sujets.

On place la dent à extraire dans cet anneau; on y introduit également le levier auquel il sert de point d'appui, et dont l'extrémité, placée derrière le collet de la dent, l'extrait à l'aide d'un très léger mouvement, en agissant à peu près comme la pince dont se servent les paveurs : seulement, notre anneau est calculé de manière à nous laisser introduire facilement le levier assez profondément sous le collet de la dent; de sorte que nous réunissons ainsi tous les éléments d'un procédé opératoire extrêmement avantageux.

D'après ces explications peut-être incomplètes, on comprendra que des chirurgiens tels que Boyer, Dupuytren et Larrey, chargés de faire un rapport sur ces instruments, « affirment, après en avoir fait l'essai sur le cadavre et sur le » vivant, qu'à l'aide de cet instrument on arrache les dents avec » une grande facilité et dans une direction perpendiculaire, » etc., etc.; que ce procédé convient parfaitement pour tou- » tes les dents des deux mâchoires, etc.; que, pour l'extraction » des dents, la clé, le davier, le pélican ou la pince n'ofirent » pas les avantages du procédé de M. Baudequin. Qu'avec » les premiers instruments on est exposé à rompre et à frac- » turer la mâchoire, lorsqu'il faut extraire de GROSSES MO-

» LAIRES, etc., tandis qu'avec le crochet de cet artiste la
» dent est arrachée sans de grands efforts. »

On ne s'explique pas, qu'après un rapport aussi formelle-
ment approbateur signé d'hommes graves et illustres, dont
les conclusions ont été adoptées par l'Académie des sciences,
l'instrument de M. Baudequin soit resté inconnu des dentistes,
et qu'aucun d'eux n'en ait même fait l'essai. Je ne négligerai
rien pour que cette injustice soit réparée.

Un tel instrument ne pouvait que rarement être appliqué à
l'extraction des troisièmes molaires ou dents de sagesse; mais,
guidé par les mêmes principes, je suis parvenu à en confec-
tionner un moi-même, qui remplit parfaitement toutes les
indications, pour l'extraction quelquefois si difficile de ces
dents. Il m'a suffi d'enlever la partie postérieure de l'anneau
ainsi que la portion qui ne pouvait se placer à la partie externe
de cette dent, et de prolonger l'ailette externe du côté de la
première grosse molaire. Avec l'instrument ainsi perfectionné,
je peux même placer facilement mon crochet derrière l'angle
antérieur et interne de cette troisième grosse molaire et la renverser en arrière, en la soulevant, comme avec la langue de
carpe, la direction habituelle de sa racine rendant ce mode
d'extraction plus convenable pour elle.

Je ne terminerai pas sans dire que, depuis que j'ai su me
servir de l'instrument de M. Baudequin, je suis très rarement
obligé d'avoir recours aux autres ; et que j'ai d'autant plus
lieu d'être satisfait de son emploi, que toujours les malades
s'étonnent et me félicitent du peu de douleur qu'ils éprouvent
dans une opération si généralement et si justement redoutée.

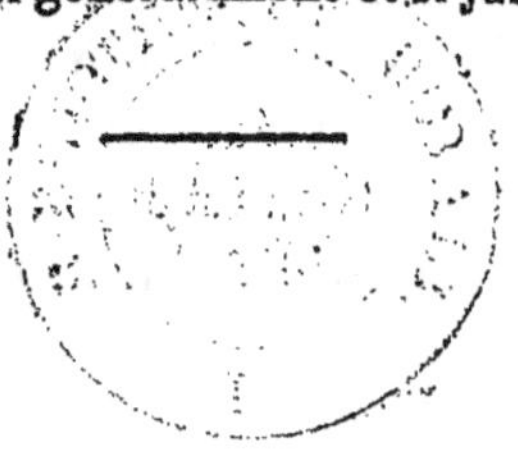

www.ingramcontent.com/pod-product-compliance
Lightning Source LLC
LaVergne TN
LVHW010055060726
842524LV00006B/2215